食品与营养

撰文/桑惠林　　　　审订/金惠民

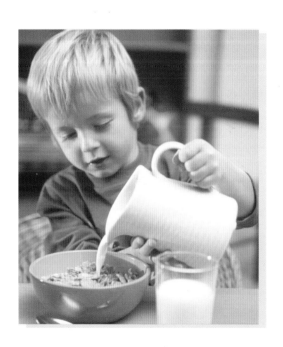

中国盲文出版社

怎样使用《新视野学习百科》?

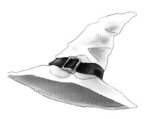

> 请带着好奇、快乐的心情，展开一趟丰富、有趣的学习旅程！

1 开始正式进入本书之前，请先戴上神奇的思考帽，从书名想一想，这本书可能会说些什么呢?

2 神奇的思考帽一共有 6 顶，每次戴上一顶，并根据帽子下的指示来动动脑。

3 接下来，进入目录，浏览一下，看看这本书的结构是什么，可以帮助你建立整体的概念。

4 现在，开始正式进行这本书的探索啰！本书共 14 个单元，循序渐进，系统地说明本书主要知识。

5 英语关键词：选取在日常生活中实用的相关英语单词，让你随时可以秀一下，也可以帮助上网找资料。

6 新视野学习单：各式各样的题目设计，帮助加深学习效果。

7 我想知道……：这本书也可以倒过来读呢！你可以从最后这个单元的各种问题，来学习本书的各种知识，让阅读和学习更有变化！

神奇的思考帽

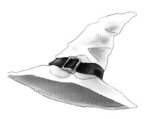

客观地想一想

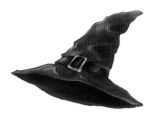

用直觉想一想

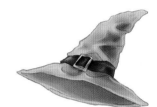

想一想优点

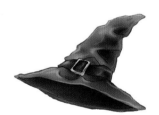

想一想缺点

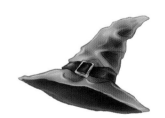

想得越有创意越好

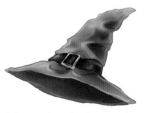

综合起来想一想

? 食物中有什么营养？

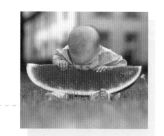

? 你觉得一日三餐中，哪餐最容易被疏忽而吃得不够营养？

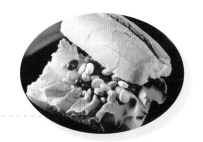

? 如何吃才能营养充足？

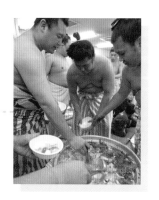

? 什么是营养不良？可能有什么症状？

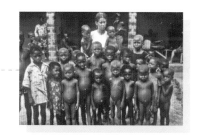

? 试试看列一份营养均衡的菜单。

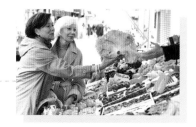

? 美味和营养有可能同时兼顾吗？

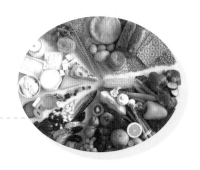

目录

■神奇的思考帽

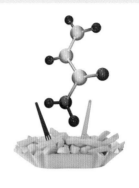
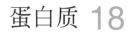
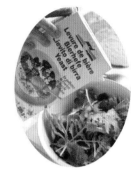

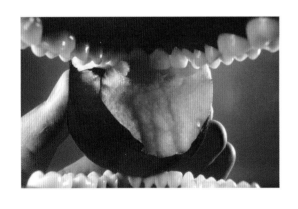

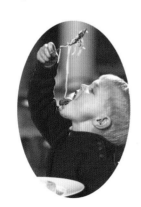

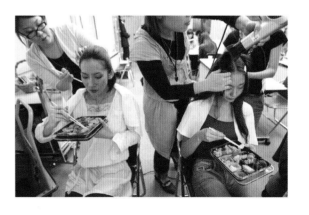

CONTENTS

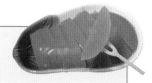

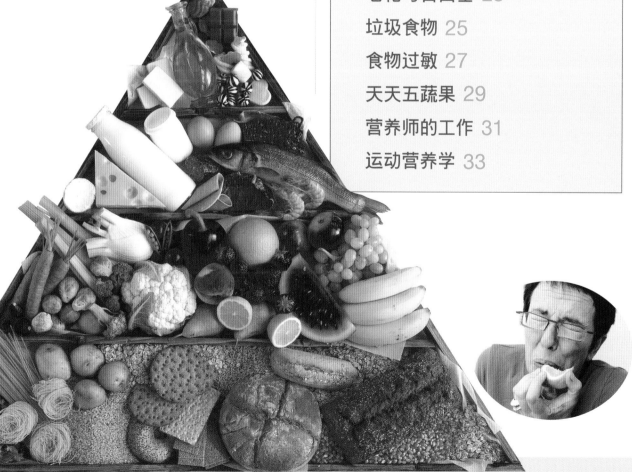

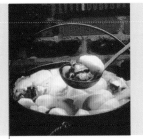

什么是营养

（吃火锅多添蔬菜更健康）

民以食为天，我们每天吃下各式各样的食物，它们各有不同的颜色、气味、味道、口感，这些食物营养吗？不同的人摄取营养的标准是否一样呢？

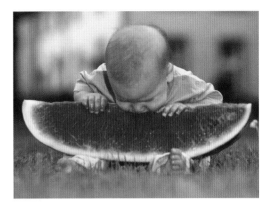

占西瓜重量九成的水，有学者分类为第六营养素。（图片提供/达志影像）

食物的营养组成

根据许多医学、化学学者累积数千年的研究成果，我们已经知道，人体需要50种以上的营养素，以维持生命、生长、生殖和活动。营养素是食物中对人体有帮助的成分，可归纳成糖类、脂质、蛋白质、维生素及矿物质等五大类，前三类人体的需要量尤其多，合称三大营养素，能够提供人体热量及组成新组织的物质。为了让三大营养素能充分发挥作用，还需要少量维生素及矿物质的辅助，即微量元素。所谓营养，不是指食物是否含有特定的营养素，而是指营养均衡，每个人应根据性别、生命周期以及健康情况等，挑选食物，做出适当的营养素组合，而非任意地多吃或拒吃某种食物。

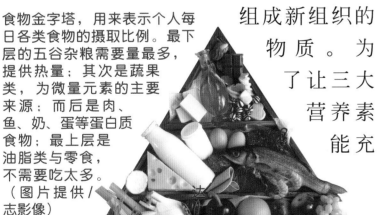

食物金字塔，用来表示个人每日各类食物的摄取比例。最下层的五谷杂粮需要量最多，提供热量；其次是蔬果类，为微量元素的主要来源；而后是肉、鱼、奶、蛋等蛋白质食物；最上层是油脂类与零食，不需要吃太多。（图片提供/志影像）

东西方的营养观念

不同食物各有不同的营养成分，彼此之间还会相互作用，中西医都有这样的概念。中医在商朝已有文字记录，东汉时加进阴阳、五行的观念，阴阳原是先秦哲学的用语，被引入中医形容人体的状态与变化；五行是指金、木、水、土、火等5种组成宇宙万物的基本元素，彼此有相生相克、循环终始的关系。食物分为酸、苦、甘、辛、咸

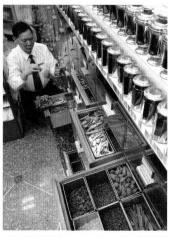

中医学历史久远，特别重视身体调养。图为香港的中药行。（图片提供/达志影像）

等五味，每味都对应五行、五脏、经脉，五味都食用，身体才能达到阴阳调和而健康。

西方的营养学可追溯到18世纪，法国化学家拉瓦锡发现了食物如何在人体内代谢：食物与氧结合而产生热量、水，也就是氧化作用。西方科学家在19—20世纪中期，陆续发现许多营养素；20世纪中期起，生物化学、分子生物学的发展，让现代营养学的体系更加完整。现代的营养观念重视日常饮食，并朝预防与保健的方向发展，已经成为公共卫生的重要部分，以改善人类的生活品质和生命质量为目标。

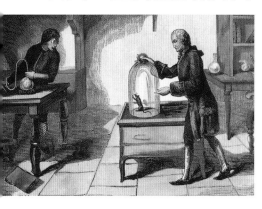

拉瓦锡奠定了近代化学的基础，提出并实验证明燃烧的原理与质量守恒定律；图为拉瓦锡进行动物的呼吸实验。（图片提供/达志影像）

动手做南瓜羊羹

南瓜是水分含量较低的黄色果蔬，果皮硬而耐贮藏，做成甜咸料理均可；除了糖分还含有维生素B_1、B_2、C及胡萝卜素、矿物质等。现在来和大人一起做个香甜的南瓜羊羹吧！材料：100克南瓜、1.5克琼脂、50毫升水、10克糖（糖量可依口味喜好调整）。

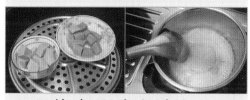

1. 削掉南瓜的皮并去籽，将南瓜切块蒸熟后，捣成泥状。
2. 琼脂加入冷水搅拌均匀，然后以中火煮沸。

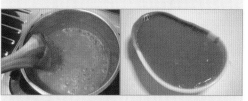

3. 再加入糖和南瓜泥，以小火边煮边搅拌，煮到中心沸腾。
4. 煮好后倒入模型，等冷却了再放进冰箱冷藏。

*因为会用到刀子与炉子，制作时务必小心并有大人陪同。（制作/庄燕姿）

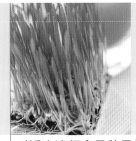

食物的利用

（近来流行食用种子长出的嫩芽，图为小麦草）

食物进入口腔后，经过食道、胃、小肠、大肠到肛门，在消化过程中变得愈来愈小，所含的营养素也从大分子分解成小分子，被人体吸收后，经血液输送，供给身体利用，这整个过程称为代谢。

食物的消化与吸收

食物被吃进口中后，先由牙齿来切断、咬碎，而食物的味道会刺激唾液腺分泌唾液。唾液能润滑食物，还可将淀粉分解为麦芽糖，使淀粉类食物如米饭吃起来有淡淡的甜味，嚼得越细越容易消化，也越甜，并能刺激胃液分泌。食物咽下后，经食道到达胃，与胃液混合，数小时后成为半流动的食糜，胃蛋白酶会初步分解蛋白质。如果狼吞虎咽，还没有嚼碎食物便T吞下，会影响胃的消化功能，因此吃饭时要细嚼慢咽。接下来，半消化的食物经幽门离开胃进入小肠，经过肠液、胰液、胆汁的消化与分解，营养素主要由十二指肠及空肠吸收；到了大肠，食物只剩下不能消化的残渣，大肠会吸收电解质及水分，其余则排出体外。

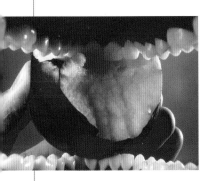

食物自口腔进入人体，由牙齿切咬成小块，舌头将食物与唾液混合，带进咽部吞下。（图片提供／达志影像）

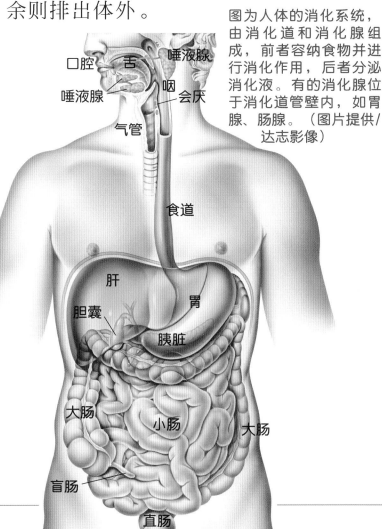

口腔　舌　唾液腺　咽　会厌　唾液腺　气管　食道　肝　胆囊　胃　胰脏　大肠　小肠　大肠　盲肠　直肠

图为人体的消化系统，由消化道和消化腺组成，前者容纳食物并进行消化作用，后者分泌消化液。有的消化腺位于消化道管壁内，如胃腺、肠腺。（图片提供／达志影像）

排泄

被吸收的营养素由血液输送至肝脏处理后，再依次分送全身供各部位利用。代谢后的物质由血液输送到肾脏，经肾脏过滤，将大部分的水及可再利用的物质吸收回血液中，其他多余甚至有害的物质如尿素、肌酐等则与尿液一起排出体外。食物中有一些人体消化酶不能分解的成分，例如膳食纤维。这些无法消化的食物残渣，其水分被大肠吸收后，慢慢成为固体状，最终形成粪便排出。肠内有益菌可促进大肠蠕动，帮助排便顺畅。若蔬菜吃得少，膳食纤维含量低，再加上喝水少，则会演变成恼人的便秘。

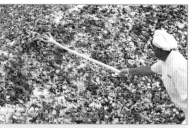

小肠内部的表面有许多小凸起，称为小肠绒毛，它们可以增加吸收营养的面积与效率。图为小肠绒毛的外观和内部。食糜的营养素被绒毛吸收后，进入血管以运送到全身；绿色的是乳糜管，运送脂质。（图片提供/达志影像）

膳食纤维

膳食纤维是人体消化酶不能分解的木质素和多糖类，后者包括纤维素、果胶等。膳食纤维的主要来源为植物性食品，如蔬果、谷类和豆类等，因无法消化而能增加人体的饱腹感，相对减少进食量。膳食纤维分为非水溶性和水溶性两种。前者可以吸收水分，使粪便软化、体积增加，并促进大肠有益菌增生，营造大肠内优质环境，使排便顺畅而尽快排出有害物质。水溶性膳食纤维则在肠道中与胆酸结合，使胆酸被排泄掉而减少重吸收量，从而让身体消耗胆固醇以制造胆酸，降低血液中胆固醇的浓度。若膳食纤维摄取不足，容易引起大肠的健康问题，如便秘及痔疮，但吃太多也影响矿物质吸收。适量吃蔬菜及水果能使有害物质不滞留在体内，是体内环保的第一步。

膳食纤维含量丰富的食物有蔬菜、水果、糙米等。图为2007年西班牙的世界最大沙拉，有超过6,500公斤的蔬菜。（图片提供/达志影像）

消化液的成分和消化的营养素列表（制表/陈淑敏）

消化位置	消化液	分泌器官	重要成分	各成分的作用
口	唾液	唾液腺	唾液淀粉酶	分解淀粉
胃	胃液	胃壁细胞	胃蛋白酶	分解蛋白质
			盐酸	帮助蛋白质消化，杀菌，使蛋白酶原活化成胃蛋白酶
			碱性黏液	保护胃和十二指肠的黏膜
小肠	胆汁	肝	胆盐、胆酸	中和食糜的酸性
	胰液	胰	胰蛋白酶	分解蛋白质（多肽）
			胰淀粉酶	分解淀粉
			胰脂肪酶	分解脂肪（三油酸甘油酯）
	肠液	肠壁细胞	肠激酶	使胰蛋白酶原活化成胰蛋白酶
			肽酶	水解肽链
			二肽酶	分解二肽
			蔗糖酶	分解蔗糖
			麦芽糖酶	分解麦芽糖
			乳糖酶	分解乳糖
			氨基酶	水解多肽链

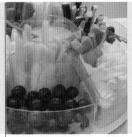

均衡的营养

（水果与做成沙拉棒的芹菜、胡萝卜，摄影/萧淑美）

我们身体所需要的营养素，有一些可由人体自行合成，或是从其他营养素转化而来，称为"非必需营养素"；但大部分的营养素需要从食物中摄取，称为"必需营养素"，因此如何从食物中摄取适当的营养素非常重要。

食物与营养素

食物可分为六大类：五谷根茎类、蔬菜类、水果类、豆蛋鱼肉类、奶类及油脂类。五谷根茎类富含碳水化合物，为热量的主要来源；蔬菜类及水果类富含维生素、矿物质及膳食纤维，可调节身体机能；豆蛋鱼肉类富含的蛋白质，是构成人体的主要物质；奶类含的钙质可帮助

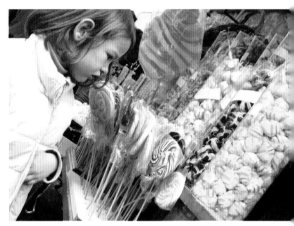

糖果店里五颜六色的糖果虽然外表迷人，但所含营养素种类太少，营养价值低。（图片提供/达志影像）

维持骨骼和牙齿的健康；油脂类能增加饱腹感，提供热量并帮助脂溶性维生素的吸收。六大类食物中，没有哪一类含有全部的营养素，因此最好每天都能摄取。食物的种类要多样化，才能充分获取所需的营养素。至于一般的加糖饮料如稀释果汁、汽水等，除热量外，所含的各种营养素偏低，因此营养价值不高。

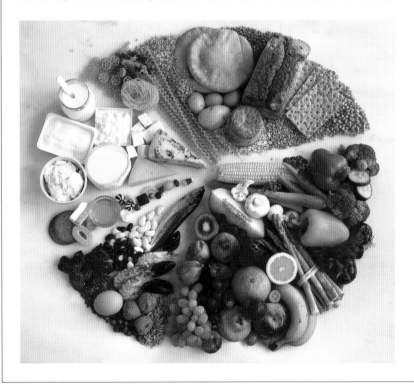

图为六大类食物（蔬菜和水果被放在同一区），这张图与食物金字塔有同样的概念：显示每日进食时，应该多吃或少吃的食物类别。（图片提供/达志影像）

怎样吃才营养

一般的观念认为，只要控制食物的热量就是健康的饮食。实际上每种营养素都有最佳的摄取范围，如果摄取不足，

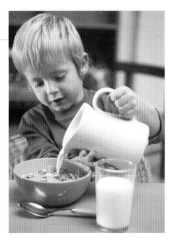

就会影响身体的机能；若是超量摄入，也会对身体产生不良的影响。例如少量氟化物能预防龋齿，但累积过多会导致氟牙症。营养素彼此也可能发生干扰，

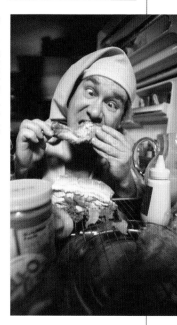

左图：精制过的谷类比未加工的容易消化，因此后者较能长时间维持饱腹感。吃起来方便的玉米片就是加工过的谷类。（图片提供/达志影像）

右图：饮食习惯会影响人体健康，例如睡前4小时不吃东西，这样消化器官在睡眠时才能休息。所以不吃宵夜不只是为了避免发胖。（图片提供/达志影像）

下丘脑和饮食的关系

下丘脑是脑的一小部分，负责不少重要的生理机能，包括调节体温、协助垂体调控内分泌系统等。下丘脑有两种调节进食的神经元：饱觉中枢和饿觉中枢，前者启动时会有饱腹感，后者则

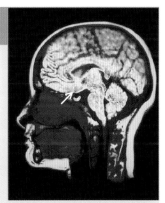

图为人脑的核磁共振摄影（MRI），绿色亮点便是下视丘。（图片提供/达志影像）

会促进食欲，两者的作用呈动态平衡，维持体重正常。当下丘脑发生病变，便可能容易饿、吃得多、肥胖或食欲不振而消瘦。想减肥最好吃高纤低脂的食品，不只因为低脂的热量较低，还因为膳食纤维会使食物停留在肠胃的时间延长，下丘脑的饿觉中枢便不会较快启动，从而维持饱腹感，降低想吃的欲望与次数，减少摄取过多热量，达到控制体重的目的。

例如钙片与铁剂同时服用会产生拮抗作用，降低彼此的利用率。

基本的均衡饮食，应该不偏食，不暴饮暴食，适度摄取各类食物，质与量都要注重。不过，每个人所需要的营养素，会根据生命期、性别、活动量、健康情形而不同，例如正在发育期的儿童每公斤体重所需的蛋白质高于成人；女性的月经会造成血液流失，因此比男性需要更多铁质；运动员活动量大，需要的热量是一般人的2—3倍；而生病的人更需依病情调整饮食。

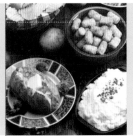

热量

（五谷杂粮是主要的热量来源，图为马铃薯料理。图片提供/USDA）

摄取热量的多少会影响到我们的健康，摄入过多会有肥胖问题，摄入过少则不足以维持活动，甚至影响基本的生理机能。当热量吸收与消耗能够平衡，便能维持理想体重，进而维护健康，减少罹患疾病的几率。

热量的消耗

食物消化后的营养素被人体吸收，其中三大营养素在细胞中会产生热量，提供人体活动所需的能量。我们时时都在消耗热量，只要活着，就需要能量来维持心跳、呼吸、体温等生命体征，走路、吃饭、说话、看书和运动等，会消耗更多热量。基础代谢率是一个人维持生命最低限度所必需的基本热量。每日用于基础代

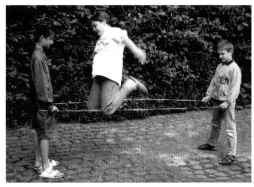

运动能增加热量的消耗，跳皮筋等游戏就有很好的效果。（图片提供/维基百科，摄影/Sciarinen）

谢的热量受性别、年龄、体重等因素影响而不同，但大约占个人每日消耗总热量的65%。基础代谢率较高的人，较容易维持理想体重或减重。身体器官中，基础代谢率较高的是肝脏、脑和肌肉，随着年龄增长，肌肉量减少，而使基础代谢率开始下降。此外，同样身高的女性基础代谢率比男性低，可能是因为女性体内脂肪比率平均较男性高、肌肉组织较少。

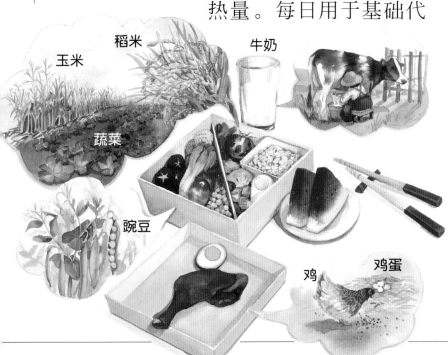

玉米
稻米
牛奶
蔬菜
豌豆
鸡
鸡蛋

人类活动的能量来自于食物，但不管是动物性或植物性的食物，能量都是来自阳光。（插画/余首慧）

规律的体能活动

体重与健康有密切的关系，体重过重容易引起糖尿病、高血压和心血管疾病等慢性病；体重过轻则会使抵抗力降低，容易感染疾病。适当的身体活动可以帮助维持正常体重，并促进循环、代谢和骨骼健康。若大部分时间从事静态的活动，如看电视、使用电脑等，身体活动量低加上长时间近距离观看荧幕，会增加肥胖与罹患近视的几率。因此要养成规律的体能活动习惯，每周至少活动5次，每次至少30分钟。除固定的体能活动外，平时也应将体能活动融入生活中，例如以走楼梯代替搭电梯、提早下车走回家等。除了要注意饮食营养，持之以恒的体能活动是维持健康的原动力。

从事静态活动如打电脑，每个小时最好起身活动10分钟。（图片提供/达志影像）

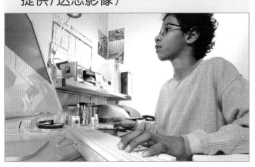

热量的平衡

热量通常以大卡为单位，或称千卡。1克糖类和蛋白质分解后，大约产生4大卡热量，1克脂质则产生9大卡热量。由于每个人的基础代谢量不同，活动量也不一样，因此一天所需的热量没有统一的标准。如果摄取的

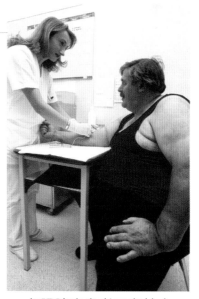

一名肥胖症患者正在抽血，以进行血胆固醇的检验。一般以BMI来判断体重是否标准：体重（公斤）除以身高（米）的平方，超过25.6就是肥胖。（图片提供/达志影像）

热量大于消耗的热量，过多的部分会储存在脂肪组织中，增加体重，对健康有不良的影响；相反地，若热量摄取不足，储存的脂肪或身体组织中的蛋白质，将被分解利用作为热量来源，而使体重减轻。所以，每日摄取自己所需的热量，并配合运动，让摄取的热量等于消耗的热量，达到热量平衡以维持体重，才是保健之道。

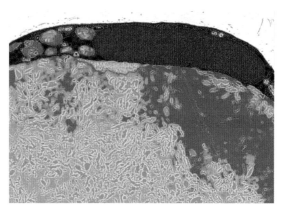

脂肪组织由脂肪细胞组成，图为脂肪细胞，黄色部分是储存脂肪的空泡，细胞核与其他细胞器被挤到边缘。（图片提供/达志影像）

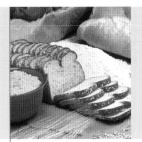

糖类

（谷类与相关产品：大麦、面粉、面包等。图片提供/ARS）

糖类为三大营养素之一，主要来源是稻米、小麦、地瓜等五谷根茎类，消化后会被分解为葡萄糖，供给身体热量。

糖类的生理作用

糖类是由碳、氢、氧构成的有机化合物，因分子结构内氢和氧的比例与水一样，也被称为碳水化合物。糖类依结构可分成单糖、双糖、低聚糖和多糖等，后三者进入体内经过消化及吸收，最后分解为单糖——主要是葡萄糖，然后被吸收。葡萄糖经由血液运送，成为

水稻的世界产量低于玉米和小麦，全球却有一半的人口以米饭为主食。

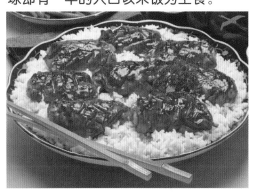

什么是代糖

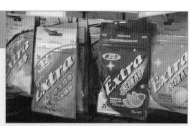

不少口香糖都强调内含木糖醇，有益牙齿健康。
（摄影/庄燕姿）

砂糖可说是最常见的食用糖，主要成分蔗糖是一种双糖，消化后分解为葡萄糖与果糖，会使血糖上升，摄取过多时还可能导致肥胖、血脂上升而造成动脉硬化。代糖则是有甜味但非糖类的物质，能给予舌头上感受甜味的味蕾刺激，但不容易被人体吸收，不会使血糖上升，并且高甜度让需求量降低，热量便更低。糖尿病患者以代糖取代天然的糖，既享受甜味又不会摄取到糖，但摄取过多也会有腹泻等副作用。常用的代糖有木糖醇、山梨醇、糖精及阿斯巴甜等。其中木糖醇常被添加在口香糖里，因为吃含糖的食物时，口中的细菌会趁机迅速繁殖，产生损伤牙釉质的酸，造成蛀牙，但细菌却无法分解代糖，因此无法繁殖。

脑、红细胞、肌肉等的热量来源；另外，糖类也提供身体合成非必需氨基酸时的碳骨架。

糖类摄取不足时，身体的蛋白质与脂质会被分解，当做

小麦可以制作多样的产品：馒头、面包、饼、面条等。图中的小孩正在吃意大利面。
（图片提供/达志影像）

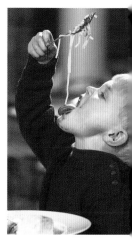

热量的来源，从而引起疲劳，肌肉量减少，增加肾脏负担，甚至酮症酸中毒。如果摄取的糖类足够，部分葡萄糖会以肝糖的形式储存在肝脏或肌肉中。若摄取过量，则会转变为脂肪储存起来，久而久之导致肥胖，引发糖尿病或心血管疾病等。

糖类的相关疾病

糖类是维持人体功能的燃料，胰脏分泌的胰岛素能使葡萄糖运至细胞供使用。若胰岛素分泌不足，葡萄糖无法进入细胞而滞留血液，造成高血糖，不仅使细胞处于饥饿状态，而且过多的血

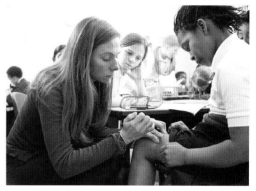

胰岛素依赖型糖尿病通常发生在儿童或青少年，患者的胰脏分泌胰岛素很少、甚至没有，症状来得快且严重。图中的病童正学习如何注射胰岛素。（图片提供/达志影像）

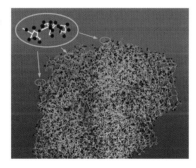

肝糖是一种多糖，由许多葡萄糖组成，是相当庞大的分子。图为肝糖的分子结构3D绘图，左上角是葡萄糖分子。（图片提供/达志影像）

正常情况下的胰岛素运作示意图。（图片提供/达志影像）

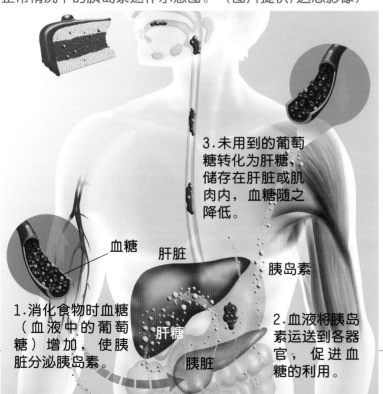

3.未用到的葡萄糖转化为肝糖，储存在肝脏或肌肉内，血糖随之降低。

血糖　　肝脏

胰岛素

1.消化食物时血糖（血液中的葡萄糖）增加，使胰脏分泌胰岛素。

肝糖

胰脏

2.血液将胰岛素运送到各器官，促进血糖的利用。

糖会损害心脏、肾脏及末梢血管等，这些都是糖尿病所导致的并发症。

糖尿病有两种类型。1型的病因是胰岛素不足，过去称为胰岛素依赖型糖尿病，身体产生的胰岛素很少或根本没有，病人要另外补充。2型较普遍，过去叫作非胰岛素依赖型糖尿病，病人虽能产生一些胰岛素，但由于饮食过量、肥胖等因素，胰岛素不能正常作用。糖尿病治疗的第一步是规范饮食内容并执行体能活动以控制血糖，若置之不理，久而久之会引起其他并发症，如视网膜病变、尿毒症、中风等。

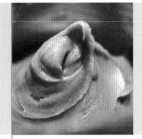

单元 6

脂质

(花生酱内含植物性脂肪，图片提供/GFDL，摄影/PiccoloNamek)

脂质是重要的热量来源，也是身体储存能量的主要形式。人体摄取的过多热量会转变成脂肪储存在身体中，热量不足时再转化回热量使用。

脂质的生理作用

脂质是构成细胞膜、血液、激素等的重要成分；脂质不溶于水，可促进脂溶性维生素A、D、E及K的吸收与代谢；储存脂质的脂肪组织，有防护

最常见的脂质：三油酸甘油酯的基本构造。（插画/吴仪宽）

脂肪酸是有偶数个碳的直链碳氢化合物。

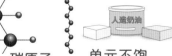

碳原子

氢原子

双键

饱和脂肪酸的碳全以单键连结。

单元不饱和脂肪酸的碳有1个双键。

多元不饱和脂肪酸的碳有1个以上的双键。

双键

三油酸甘油酯由1个甘油与3个脂肪酸组合而成。

甘油——

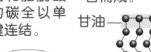

植物种子是主要的植物油脂来源，也含有微量元素如维生素B族、C、E等。
（图片提供/达志影像）

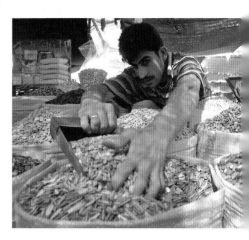

隔绝的效果，能保护内脏器官，也能维持体温；1克脂质可产生9大卡热量，为糖类的两倍以上。脂质除了可以从食物中摄取之外，人体也会自行合成脂质。当热量摄取过多，便会转变成脂肪储存在身体内，等到热量不足或是饥饿时，再将储存的脂质分解。

脂质与心血管疾病

血管像人体内的马路，营养素和氧气都由血液携带，经血管运输补给身体各部位，以维持运转。动脉就如将新鲜血液输送到全身各部位的水管，随着使用时间的增长，会像被堵塞的老旧水管一样，在内侧堆积脂质，使血管变窄、弹性降低，这就是动脉硬化。脂

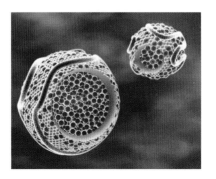

在血液中运送胆固醇的脂蛋白，左为HDL，右为LDL，紫色圆球是胆固醇。
（图片提供/达志影像）

质在血液中以脂蛋白形式运送，包括低密度脂蛋白（LDL）和高密度脂蛋白（HDL）。两者都含有胆固醇，但是前者浓度过高时，容易过度氧化而引起连串作用，在血管内堆积粥状物质造成动脉硬化；后者则会将周边组织中的胆固醇运回肝脏。摄取过量反式、饱和脂肪酸及高胆固醇食物，会促进体内胆固醇的合成，多吃青菜等高膳食纤维食品，则能降低血液中的胆固醇含量，减少动脉硬化的风险。

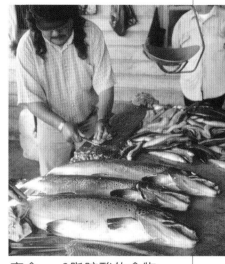

富含ω-3脂肪酸的食物，包括鲑鱼、鲭鱼、鳕鱼、鲔鱼、秋刀鱼等多鱼油的鱼类，以及鸡蛋、亚麻籽和胡桃等。图中的智利鱼贩正在处理鲑鱼。（图片提供/达志影像）

吃鱼会变聪明吗

深海鱼类的脂肪中含有较多的不饱和脂肪酸，特别是属于ω-3脂肪酸的EPA与DHA，能降低血液中的胆固醇，在参与人体的新陈代谢时，有净化血液、恢复血管弹性的效果，以及减少LDL、增加HDL、降低血脂与血压，抑制血液凝固以阻止血栓形成，使血液循环顺畅，这也是鱼油能预防动脉硬化等心血管疾病的原因。EPA和DHA也是脑细胞细胞膜上含量最高的脂肪酸，为脑细胞及神经发育不可或缺的营养素，可以活化脑神经元，维持脑部细胞的正常运转，有助于提升记忆力及学习力。如此看来，吃鱼不仅有益于脑部，对心血管也有好处呢！

心脏病示意图。左边小图显示脂质堆积在冠状动脉血管壁，造成动脉硬化。若血管内膜破裂，便产生血块，渐渐形成血栓堵塞血流，使心肌缺氧而坏死，称为心肌梗塞。灰色区域表示缺氧部位。（图片提供/达志影像）

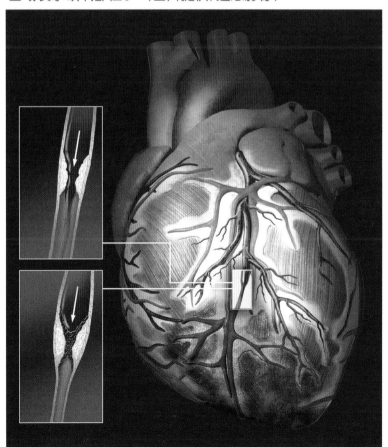

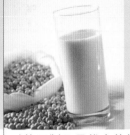

单元7

蛋白质

（黄豆制品是优良的植物性蛋白质来源）

蛋白质是构成身体的最基本成分，包括骨骼、肌肉、内脏、皮肤、内分泌腺等各种器官，以及血清、酶类、免疫抗体等，都是由蛋白质构成。蛋白质的英文protein，希腊原文的意思为"首要"，可见其重要性。

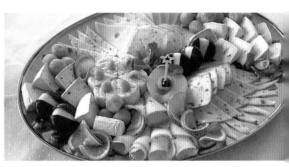

乳酪是牛奶自然凝聚成酸凝乳后分离的半固体，营养成分比牛奶高，热量也较高。（图片提供/GFDL，摄影/Drina Andres）

蛋白质的生理作用

蛋白质进入人体经消化后，先分解成氨基酸，才能被细胞利用。每种细胞根据不同的功能需要，将氨基酸合成各种人体蛋白质。据估计，人体蛋白质的种类多达10万种以上，除了用来构成人体所有的细胞、体液（除了胆汁和尿液）外，也能调节人体内的多种活动，例如酶类能催化代谢反应，血中蛋白能运输营养素，免疫抗体能保护身体等。

蛋白质分解能产生热量，但过程中会产生含氮的废物，排出时会加重肝和肾的负担。因此若摄取的糖类和脂肪能提供足够热量，就不需要以蛋白质为热量来源。血液中的血红蛋白，能运输氧和二氧化碳，又含有大量组氨酸，在PH值为7时有缓冲的作用，调解酸碱平衡；白蛋白则能调节体液的胶体渗透压，维持血液和组织液之间的平衡。

蛋白质会因为热、酸、碱等作用变性，而酶变性后也会失去活性；将鸡蛋煎熟的过程便是变性作用，同时高温也破坏了抗胰蛋白酶和抗生物素蛋白，让鸡蛋更容易被消化。（图片提供/达志影像）

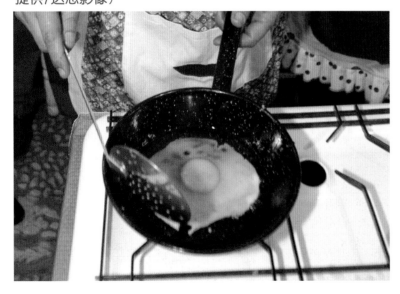

蛋白质的相关疾病

如果蛋白质摄取不足，短期缺乏会先使体力及耐力降低，免疫力随之下降而抵抗力减弱，以及记忆力减退、伤口愈合减慢、水肿等；成长期的儿童则会出现生长发育迟缓，婴儿会智力低下。长期缺乏时，身体会分解肌肉组织以获得必需氨基酸，最后危及生命。由于将脂肪从肝脏送至血液需要蛋白质作为载体，因此蛋白质不足还会导致脂肪肝。相反地，如果蛋白质摄取过多，会转为脂质而使人体变胖，血脂上升，也会造成骨骼疏松；为了代谢过多的蛋白质，还会增加肾脏的负担，甚至引发肾功能障碍，尤其婴儿的肾功能尚未发育完全，不可给予过多蛋白质。

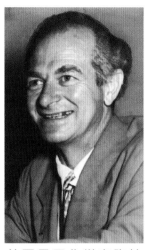

美国量子化学家鲍林以X射线绕射及电子绕射研究氨基酸的分子构造，之后将化学键体系化，在1954年获得诺贝尔化学奖。（图片提供/USFG）

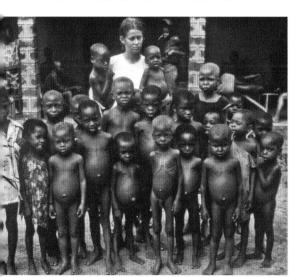

断奶后缺乏高品质蛋白质的儿童，会生长停滞、水肿、头发颜色改变，称为加西卡病。图为20世纪60年代的尼日利亚儿童，淡色发的4人罹患此病。（图片提供/CDC）

胶原蛋白

胶原蛋白是动物体内含量最多的蛋白质，也是韧带、肌腱等结缔组织的主要成分，可使结缔组织发挥黏结、缓冲和保护功能。皮肤中的胶原蛋白位于真皮层，能保湿而维持皮肤的弹性和光泽。25岁以后胶原蛋白因老化而逐渐流失，皮肤便会变薄，失去弹性，出现皱纹。除此之外，胶原蛋白能将钙质等固定在骨骼中，强健骨骼，防止骨质疏松；软骨内也有胶原蛋白，提供关节骨头之间的保护与缓冲，让关节能顺畅活动。动物骨骼和皮肤中的胶原蛋白含量较多，例如鸡翅、鸡爪及猪蹄等，若与维生素C、铁质一起摄取，可以促进体内胶原蛋白的合成。

皮肤真皮层由结缔组织构成。真皮以胶原纤维（橘色）为主，之间的弹性纤维（紫色）则有伸缩性。（图片提供/达志影像）

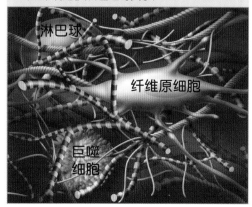

淋巴球
纤维原细胞
巨噬细胞

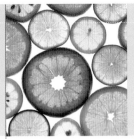

维生素与矿物质

（柑橘类是维生素C含量高的水果之一，图片提供／ARS）

人类对维生素与矿物质的研究较晚，1913年才发现第一种维生素（维生素A），矿物质虽然发现得较早，但最初被当做是食物中没用的杂质。如今，科学家发现人体对于维生素和矿物质的需要量虽然很少，但体内的生理机能和组织构成都不能缺少它们。

调节代谢的维生素

维生素的主要作用是调节脂肪、糖类和蛋白质的代谢，不会产生热量。依照溶解性，可分为水溶性维生素和脂溶性维生素两类。脂溶性维生素有维生素A、D、E和K，其他则是水溶性，例如维生素C及维生素B族（包含维生素B_1、B_2、B_6、B_{12}、烟酸、叶酸、泛酸、生物素等）。人体缺乏维生素

等待营养午餐分配的孩童。面包可提供儿童活动的热量，大量的蔬菜则提供维生素和矿物质等微量元素。（图片提供／达志影像）

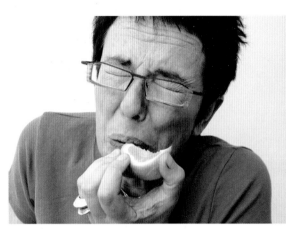

维生素C又称抗坏血酸，是易溶于水的酸性白色结晶，因此含维生素C多的水果会有酸味。（图片提供／达志影像）

时，会使某些代谢反应中断，影响到整体的代谢平衡，初期的小症状有牙龈出血、消化不良、常感冒或特别容易疲劳等。但摄取太多维生素可能会增加肾脏的负担，所以通常不需额外大量补充，平日多摄取维生素含量丰富的食物就足够了，如新鲜的深绿色、深黄色蔬菜和水果，以及富含维生素B族的全谷类。

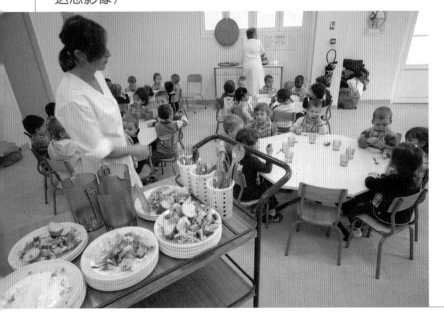

缺一不可的矿物质

矿物质的种类很多，有钙、铁、钠、磷、钾、铜、镁、锌等，主要功能是参与身体组织的合成和修复，以及调节血液的酸碱度。钙和铁是我们最容易缺乏的矿物质，其中钙是体内含量最丰富的矿物质，不仅参与构成牙齿与骨骼，也有助于神经刺激的传达，缺乏时容易骨质疏松、神经紧张；铁则是构成红细胞中血红蛋白的主要成分，缺乏时会引起贫血。

因为矿物质的需求量少，有些还会干扰彼此的吸收，像过多的锌会减少铜的吸收量。因此若想补充某种特定的矿物质时，多吃富含该矿物质的食物

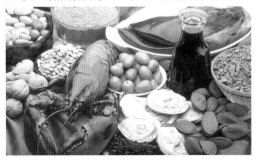
铜是制造血红蛋白和多种酶的必需物质。含铜多的食物有牛羊的肝、牡蛎、红糖、黑胡椒等。（图片提供/USDA）

营养素的稳定性

食物在加工、烹调和贮存的过程中，受到加热、光照、氧化、酸碱度变化等因素的影响，所含的营养素与氧、水分子、金属离子等发生化学反应，营养素便会变质或流失。例如，新鲜蔬菜的细胞中充满了水分，加热则会破坏细胞壁，使蔬菜的组织变软，出现汤汁，所含的维生素与矿物质也会从细胞中释出，溶于水中。

此外，新鲜蔬菜水果中有含量丰富的维生素C，化学性质很不稳定，容易被高温、氧化所破坏。因此，烹调蔬菜时不要长时间加热，以减少营养素的流失。不过，加热食物并非全无益处，有些鱼类含有特殊的酶，能分解、破坏维生素B_1的结构，但经烹调便可失去活性。

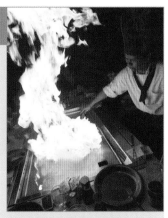
大火快炒看起来惊人，但因为加热时间短，反而比较能保存蔬菜中的营养素。应注意的是不要长时间加热。（图片提供/达志影像）

比服用补充剂好。例如牛奶能补充正确比率的钙与磷，其他钙质丰富的食物还有乳制品、带骨小鱼、海带、香菇等；想多摄取铁质时，则可吃全谷类、肝、肉类、鱼及豆类，但不要同时吃高钙食品，因为钙会干扰铁的吸收。

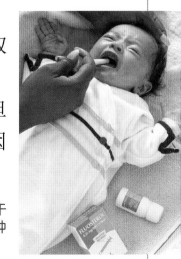
母乳较缺乏维生素D，矿物质氟则有助于预防龋齿，图中的婴儿正在补充这两种营养素。（图片提供/达志影像）

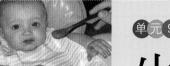

生命期营养

（婴儿吃的固体食物，最好不要加盐、糖等调味。图片提供/GFDL，摄影/Ravedave）

生命期通常分为：婴儿期与幼儿期、儿童期、青春期、成年期、中年期、老年期。不同生命期的人，生理状况不同，所需要的营养也有所差异。

婴儿期与青春期的营养

婴儿期与青春期是人类发育最快的时期。婴儿期是指出生后的头1年，前半年的食物以母乳或配方奶粉为主，后半年则加入泥状和半流体的固体食物。婴儿的身体长得很快，身高、体重都迅速增加，这时期他们特别需要蛋白质和水分。除此之外，婴儿也需要维生素、矿物质和脂肪等。母乳含有维生素D以外的所有维生素，而所含的脂肪也较配方奶粉容易吸收，因此母乳可说是婴儿哺乳期营养最均衡的食物。

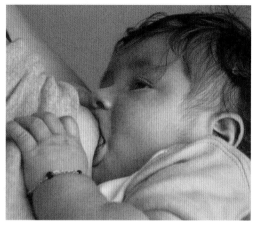

人类成长最快的婴儿期需要丰富的营养素，喂哺母乳的妈妈也需要比怀孕时期更多的营养。（图片提供/维基百科）

青春期是指由儿童转变为成人的时期，生长发育的速度仅次于婴儿期。因为成长快速，内分泌也有剧烈的转变，特别需要摄取均衡的营养，尤其是热量、蛋白质、钙质和铁质。钙质是促进骨骼生长所必需的营养素，维生素D则可以帮助钙质的运送与利用，少量阳光就足以让我们的皮肤合成足够的维生素D。铁质的

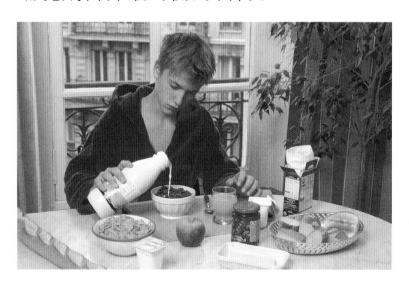

早餐对任何年龄段来说都很重要，尤其活动量大、正值成长期的青少年更应保持吃早餐的习惯。早餐内容最好兼顾热量、蛋白质及微量元素。（图片提供/达志影像）

需要量虽然不大，却是组成血红蛋白的必需元素，如果铁质不足，就会导致贫血；青春期的女孩开始有月经，因而比男孩需要更多的铁质。男孩的活动量通常较大，因此热量和蛋白质的需求比女孩高。

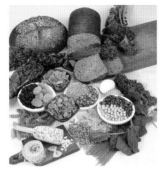

女性因为有月经，需要更多铁质。除了肉类，含铁质的植物性食物有谷类、坚果类、绿色蔬菜等，而维生素C可增加铁质的吸收率。（图片提供/达志影像）

老化与自由基

衰老是生物必经的历程。有许多关于老化原因的理论，其中"自由基"是近来广受讨论的一种

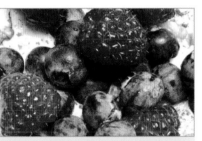

树莓、蓝莓都是抗氧化剂含量丰富的水果。（图片提供/维基百科，摄影/Ted O-Rama）

说法。自由基是指具有一个以上不成对电子的分子，化学活性强而不稳定，而导致老化的就是自由基形式的氧。氧的化学性质活跃，可参与糖类、脂肪的代谢而产生能量，是维持生命必需的元素；但在化学反应的过程中，有的氧成为不稳定的自由基，为了恢复稳定状态，它会与细胞构造上的正常分子结合，使细胞受到破坏，产生更多的自由基。长期累积下来，造成细胞老化，甚至致癌。营养素中，能够阻止自由基破坏、保护细胞的抗氧化剂，有维生素C和E、花青素、茄红素、β-胡萝卜素等，所以要多食用不同种类与颜色的蔬果，以抗老、防癌。

老年期的营养

老年期时身体器官的功能大多都已退化，例如牙齿脱落而只能吃柔软的食物。由于肌肉减少、基础代谢率降低，老年人要减少热量的摄取，以避免转变成脂肪，造成肥胖；特别要减少脂质的摄取，因为老年人的消化能力减弱，不易消化脂质，例如煎炸的食物。另外，老年人的味觉变迟钝，较爱吃重口味的食物，要当心不要摄取太多盐分。不过，老年人所需要的蛋白质和微量元素并不比年轻人少，还应多摄取钙质以预防骨质疏松；除非因为肾脏病等疾病必须减少食用蛋白质，否则不必特意少吃。

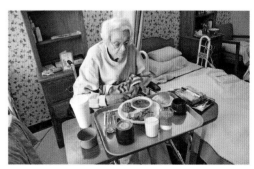

复健中心里提供老人的餐点。（图片提供/达志影像）

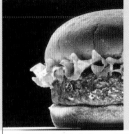

营养失调

(汉堡也是食物，但不宜常吃。图片提供/NCI)

营养失调是指人体内一种以上的营养素不足或过多，即营养缺乏或营养过剩。其中蛋白质—热量营养不良是发展中国家的营养问题，而营养过剩则是发达国家的营养问题。

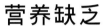 ## 营养缺乏

提到营养缺乏，通常会先联想到贫穷国家饥饿的景象，这是"量"的不良，尤其对发育期的婴幼儿影响更大；但在经济状况不错的国家，也可能发生国民营养不足的问题，这是由于选择食物不当，以致缺少某些营养素，是"质"的不良，例如台湾地区的饮食普遍缺乏钙质、维生素B_2。

除了摄取食物的不足或不当，身体本身的健康状况也会造成营养缺乏。例如消化系统疾病会

营养不良有时是恶意造成的。图为1945年德国集中营内的奴工，有不少人死于营养不良。（图片提供/USDVIC）

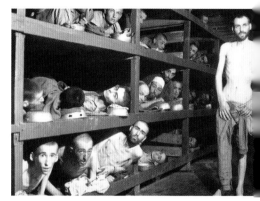

导致吸收不良或代谢障碍，胃切除的患者会缺乏维生素B_{12}；先天性的代谢缺陷会使人体无法消化、代谢某些食物成分，比如家族遗传性高胆固醇血症，是因细胞缺少低密度脂蛋白受体，而导致胆固醇无法进入细胞供细胞利用，同时使血中胆固醇浓度居高不下。老年人由于内分泌失调，也会影响营养素的代谢。

2003年联合国世界粮食计划署在尼加拉瓜推行学生食品计划，这些粮食和食品主要来自一些国家的捐赠。（图片提供/达志影像）

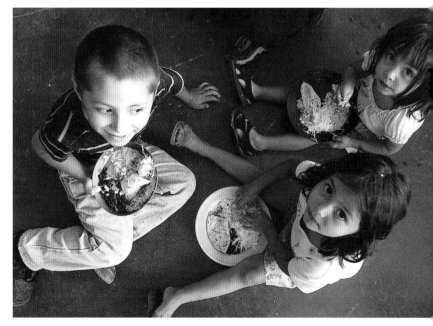

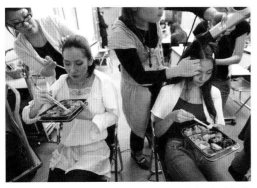

忙碌的生活步调使现代人很难好好地吃饭。图为日本东京的模特儿，正利用准备的空档尽快吃饭。（图片提供/达志影像）

营养过剩

大部分的营养过剩问题在于摄取过多热量，若再加上运动不足，也就是摄取量远大于消耗量，多余的热量便在体内转变为脂肪储存起来，造成肥胖。肥胖是脂肪细胞过多或过大，尤其在成长期，脂肪细胞数目容易成倍增加，因此要尽量避免在儿童、青少年时期发胖。过胖的人容易患糖尿病、心血管疾病等慢性疾病。

不过，肥胖虽然和饮食有密切关系，但是也有少数是因内分泌失调，营养素代谢降低所造成的。除了热量，蛋

垃圾食物

英国政府为了预防公民的发胖问题，在2007年开始逐步禁播垃圾食品广告，特别是儿童节目频道，以杜绝促进儿童消费高热量、高油脂食品的宣传行为。垃圾食物与肥胖有什么关系？为什么会受到如此重视？

任何天然的食物都有营养，依照食物中不同营养素的含量及其热量来计算两者的比值，用来比较不同食物的营养价值，称为"营养素密度"。有些食品不仅在加工过程中营养素被破坏，还加入额外的油脂或是糖分、盐分，使得食物的热量增加，各类营养素密度相对变低，这类加工食品就称为垃圾食物，例如汽水、炸薯条等。由于热量高而其他营养素极少，垃圾食物不但无益于健康，还容易造成肥胖，因此最好少吃垃圾食物。

虽然速食业者尝试推出较传统速食健康的餐点，但学界如汉堡—埃彭多夫医学院的研究团队却发现，新式速食对心血管系统仍有类似的负面影响。（图片提供/达志影像）

白质、钠等营养素也会有摄取过多的问题。前者过多会成为肾脏的负担；后者过多除了造成肾脏问题外，还容易引发高血压。

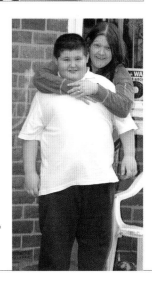

图为英国一名超重的儿童，年仅8岁。（图片提供/达志影像）

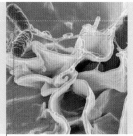

食物中毒

在酷热的夏天，食物较容易腐烂或变质，需要特别注意饮食的卫生安全。每个人多少都有食物中毒的经验，只是多半被当成"吃坏肚子"处理，但这些症状常是食物中毒所造成的结果。

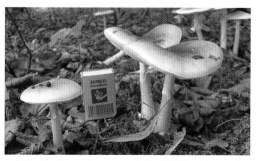

鹅膏菌属蕈类，有几种是著名的食用菌，但也有毒性极强的如黄绿毒鹅膏菌，欧洲曾发生误采误食的中毒事件。（图片提供/维基百科，摄影/Stanisław Skowron）

什么是食物中毒

依美国疾病预防控制中心所采用的定义，食物中毒是指两人或两人以上吃了相同的食物后发生相似的症状，并且从残余食物、呕吐物、排泄物或血液中发现相同的致病原。致病原最常见的是

腐烂的食物。无论干燥的面包或湿润的水果都会腐烂，因此必须小心保存，入口前要观察是否新鲜。左下角是发芽的马铃薯，会产生大量有毒的龙葵素，不能吃。（图片提供/达志影像）

细菌，如沙门氏菌、肉毒杆菌，也有化学品和天然毒素，例如黄曲霉素。引起细菌性食物中毒的原因很多，包括食品冷藏及加热处理不当、煮熟后置于室温下太久、生熟食交互污染、烹调人员或厨房设备卫生不良、水源受到

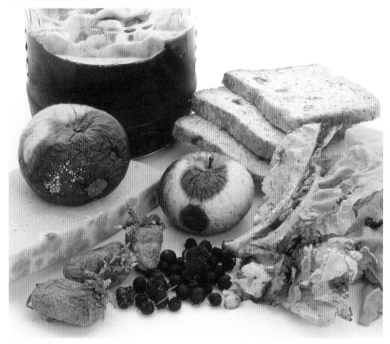

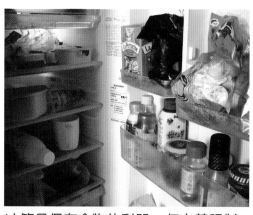

冰箱是保存食物的利器，但有其限制，不能无限期保存。（摄影/庄燕姿）

污染等。由于从食材的获取至烹调的过程十分繁复，包括土壤、灌溉、施肥、杀草、加工、包装、运输、陈列和烹调等，如果在任何一个环节出现问题，就有可能成为有害的物质。

如何预防食物中毒

预防食物中毒要从选购开始注意，先确认食物来源是否可靠，例如是否在保存期限内，是否有正确的储存方式，肉质品是否经过QS认证，标识是否清楚等。而日本料理中常吃的生鱼

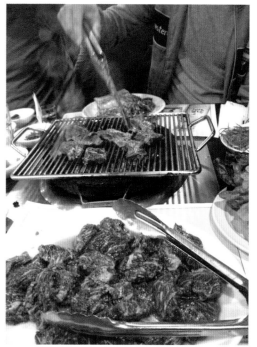

烤肉时必须注意食材新鲜度、料理前的保存、是否完全烤熟等问题，以避免食物中毒。（图片提供/维基百科，摄影/Brian Johnson & Dane Kantner）

片，更应注意食材的新鲜度。虽然生食的营养素流失较少，也不会有额外的热量，如油和糖，但是熟食才是确保病菌被有效杀灭的最好方法。另外，还要注意食物的保存，包括温度和时间的控制，例如一般热便当以2小时为限，因此餐盒上都会标示"隔餐勿食"；如果食物储存在冰箱，虽然可以延缓腐败，但是仍有它的期限，应在保存期限内尽快吃完。

食物过敏

食物过敏是身体将吃入的食物当做入侵的抗原，产生免疫反应而导致不适，症状有发痒、呕吐、呼吸不畅等，严重时甚至会休克。食物过敏通常是体质遗

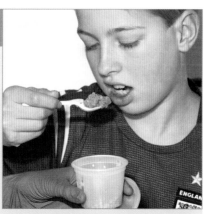

一名10岁男孩正在做双盲食物过敏测试：穿插食用可能引起过敏的食物和普通的食物，以确认过敏原。（图片提供/达志影像）

传，有70%在30岁前发作，有些长大后会减轻，气喘患者也比较容易过敏。防止食物过敏唯一的方法是尽量避免吃会引起过敏的食物。会引起过敏的食物因人而异，大部分的过敏原是蛋白质，也可能是食品添加剂、坚果类、豆类、咖啡因及水果等，不新鲜的海鲜也会释放组织胺而造成过敏。

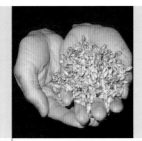

食物与癌症

（用来制作威士忌的麦芽，若感染真菌，制出的酒也会有问题。图片提供/GFDL，摄影/SJB）

不健康的生活方式会致病，不良的饮食方式更是慢性疾病以及癌症的元凶之一。癌症也称为恶性肿瘤，是指体内细胞发生异常，不断增殖，影响正常细胞的生存。可能引发细胞变异而造成癌症的原因很多，如遗传、放射线、饮食、生活习惯等；调整不佳的饮食方式有助于癌症预防。

致癌食物

引起癌症的原因约分成内外两方面，内因如个体抗癌能力，外因是来自周围环境，如化学物质、放射线、病毒等。癌症通常不是单一原因造成的，在内因与外因的作用下，才会导致细胞异常，发生癌变。目前已确认某些物质可能会使DNA突变而致癌，例如发霉的谷类

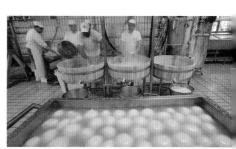

马自拉起司是以水牛乳制作的，是风味独特的著名新鲜起司。2008年意大利坎佩尼亚地区的马自拉起司，被怀疑含有致癌物质二恶英，意大利政府为此提高检验标准。（图片提供/欧新社）

（黄曲霉素）、烹调不当的熏烤肉类（多环芳烃、胺类衍生物）、添加过量硝酸盐的腌制肉品、使用致癌添加物的加工食品。农业与畜牧业从业者若施用化学药剂不当，残留在食物中的肥料、农药、抗生素、激素等物质，也有可能致癌。致癌多半不是食物本身的问题，而是食物处理不当，在生产、保存、烹煮、加工等环节上发生问题，让原本有益健康的食物成为了致癌物。

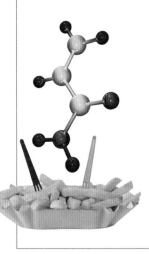

对人体可能有致癌性的丙烯酰胺分子结构。有的食物在高温烹煮或加工时，会自然生成丙烯酰胺，加热时间越长，生成的量越多。目前所知，以淀粉类食物如土豆片和谷类制品中的浓度最高。（图片提供/达志影像）

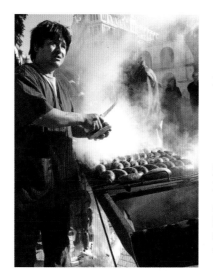

烤香肠若添加过量硝酸盐，或烹调不当使油滴到炭上形成多环芳烃，就可能有致癌的风险。图为阿根廷路边的香肠摊。（图片提供/维基百科，摄影/Paul Keller）

防癌的饮食习惯

　　癌症的发生，一方面是致癌物的产生，另一方面是致癌物无法代谢。改善饮食习惯可能会让致癌物尽快代谢掉，以降低罹患癌症的几率，不良饮食习惯则有反效果。例如水喝得少、饮食中膳食纤维含量低，会使肠道蠕动变慢，导致便秘；有的肠道细菌产生的酶，会分解胆盐成为致癌物，若因便秘延长肠道与致癌物接触的时间，时间久了便容易发生肠道病变，甚至导致大肠癌。防癌饮食便是少吃高脂肪食物，并多摄取各类蔬菜水果。由于蔬果含有多种维生素、矿物质及纤维素，不仅对身体正常运作有益，还有类胡萝卜素、茄红素、多酚类等植物性化学成分，具有防抗老的效果。

养成吃蔬果的习惯，对维持身体健康非常重要，因此美国政府一直推动鼓励人民多吃蔬果。（图片提供/达志影像）

一般以5种颜色来分类有防癌成分的食物，称为"彩虹蔬果"：红色、橙黄色、绿色、蓝紫色、白色，代表成分有茄红素、胡萝卜素、花青素、槲皮素等。（插画/吴仪宽）

十字花科蔬菜如花椰菜、甘蓝、油菜等，因含萝卜硫素等物质，被认为可以预防癌症。

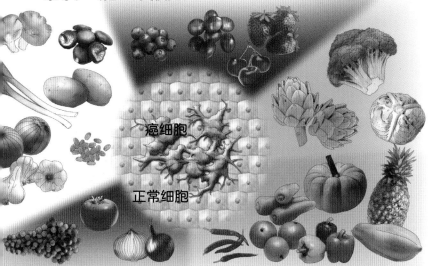

癌细胞

正常细胞

天天五蔬果

　　改善饮食习惯的长期大规模计划："天天五蔬果"（5 A Day），是由美国政府部门与非营利组织合作，包括美国农业部与美国癌症协会等机构，于1991年开始推动的营养计划，鼓励美国民众多食用蔬菜和水果。从中央到地方政府都有相关人员执行，一直延伸到社区层级。天天五蔬果即一天吃五份蔬菜和水果，并且至少有一种是深绿色或深黄色蔬菜，每份蔬果至少100克，例如一份蔬菜为煮熟后约半碗的量，一份水果为切好后约一碗的量，或一颗拳头大的小型水果，例如橘子、橙子、苹果等。新鲜、冷冻、罐装蔬果均可，前提是不加糖与脂肪，以免摄取过多热量。这个计划的目的是希望以多摄取蔬菜水果的方式，落实低脂高纤的饮食习惯，以降低罹患癌症与慢性疾病的风险。

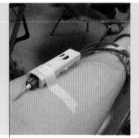

疾病膳食

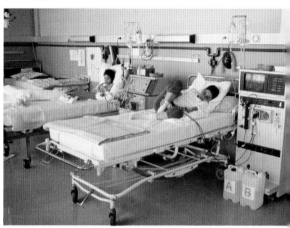

（静脉营养是将高热量的高张溶液，经导管输入静脉。图片提供/维基百科，摄影/Juni A.）

　　均衡的营养可以维护身体健康，不当的饮食会加速疾病恶化，为了治疗疾病与休养，需要调整饮食并搭配医疗及药物的处置，才能达到完整的医疗照顾，使病患早日恢复健康。

肾透析是将人体的血液引出，以透析器净化后再输回。透析的病人的肾功能由机器代劳，以提高高品质蛋白质摄取量，帮助病人的调养。（图片提供/达志影像）

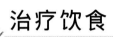 治疗饮食

　　治疗饮食是由营养师依据病患的特殊营养需求而设计，主要分为调整食物的质地和调整营养素两方面。有些病患的状况无法自行以口进食，还有管灌饮食及肠道外营养（静脉营养）等方式。

　　胃肠道疾病的患者，需调整食物的质地及形态，提供无刺激性且纤维含量低的饮食，让患者容易消化，以减轻消化道的负担。肾脏病及痛风患者，要调整饮食中的蛋白质含量，控制体内含氮废物的产生，以减轻肾脏的负担。肾病患者在透析前后的护理不同：若已透析治疗，要提高高品质蛋白质的比例；尚未透析则要减少摄取蛋白质，以免让病情恶化而必须透析。痛风患者还要减少饮食中的嘌呤含量，避免尿酸累积而引起关节疼痛。心血管疾病的患者，需限制饱和脂肪酸、反式脂肪酸及胆固醇的摄取，控制体

管灌饮食是将流体食物注入喂食管，自鼻孔、食道造口、胃造口、空肠造口等途径，导进体内。（图片提供/达志影像）

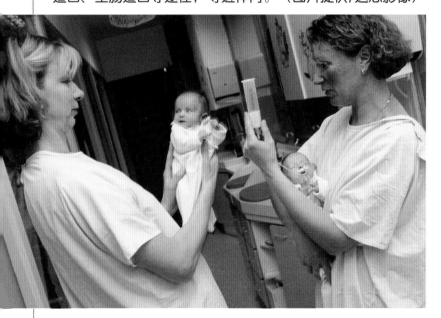

重，减少盐分以及增加纤维的摄取，以控制血胆固醇和血压。

营养师的工作

营养学和营养科技是应用营养科学来推动"吃得健康"。营养师就是食品与营养学的专家，大约有5类工作领域：临床营养、团体膳食管理、学术研究、社区营养及咨询顾问。以临床营养师为例，主要工作是依据病患个别的状况，评估饮食摄取、判断营养状况、提供饮食疗养的处方计划及饮食指导，并进一步预防病患出院后发生营养问题。营养师是较新兴的职业，美国及日本分别于1917年、1945年成立膳食营养协会，其他国家则较晚。

图中是法国的营养师，正在教育心血管疾病患者饮食方面的注意事项。（图片提供/达志影像）

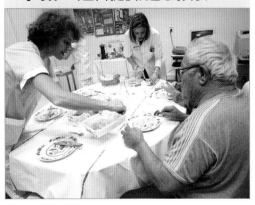

膳食疗养

生病时常会有生理及心理上的不适，除了没有食欲，也会出现恶心、呕吐、药物副作用等症状，无法正常代谢与吸收营养素，因此

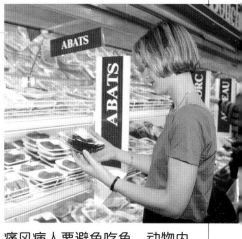

痛风病人要避免吃鱼、动物内脏、豆类等富含嘌呤的食物。（图片提供/达志影像）

需要借由调控饮食来改善病情，包括改变饮食的内容、控制营养素的含量等，以给予病患良好的营养支持，促进伤口愈合，并可防止感染。此外，癌症的治疗过程常产生了许多营养问题，营养良好的病患比起营养不良的更能耐受癌症治疗，如果热量及蛋白质的摄取量不足，会使体内的蛋白质及脂质流失，病人变得更虚弱、更不能持续接受癌症治疗，因此癌症病患的营养状况是治疗能否成功的关键之一。

癌症病人需要充分摄取营养，才有体力接受艰辛的治疗过程，也有助于增加自身的抗癌能力。（图片提供/达志影像）

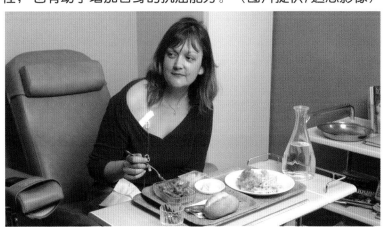

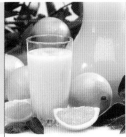

保健食品

（柳橙汁和莱姆汁曾使无数水手预防了坏血病。图片提供/USDA）

16世纪的大航海时代，远洋航行的船员常发生坏血病：牙龈出血，肌肉疼痛，四肢肿胀、无力，甚至死亡。1753年苏格兰军医詹姆士·林德实验确认，柑橘类果汁能治疗和预防坏血病；1927年政府规定船主每日发配柳橙汁给水手，让英国水手不再受坏血病所苦。以营养素预防或改善疾病的观念，在1980年代正式发展起来，而保健食品也是它后期的成果之一。

什么是保健食品

保健食品是具有特定保健功能或者以补充维生素、矿物质为目的的食品。适宜于特定人群食用，具有调节机体功能，不以治疗疾病为目的，并且对人体不产生任何急性、亚急性或者慢性危害的食品。保健食品不是药品，世界各国多有规范和管理，日本率先于

保健食品的风潮方兴未艾，商业上的市场规模颇为可观，专卖店愈来愈多。图为贩卖无脂肪食品的商店。（图片提供/达志影像）

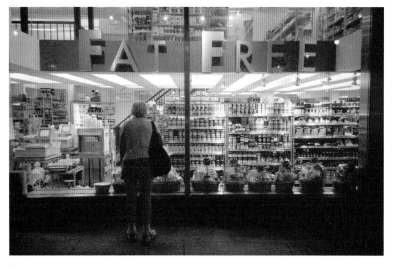

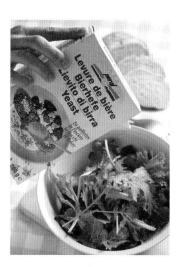

啤酒酵母含蛋白质和多种微量元素，可补充营养，被称为"素食者的鸡精"。图中正将干燥的啤酒酵母粉撒在沙拉上。（图片提供/达志影像）

1991年修法规范"特定保健用食品"，美国于1994年也通过了"膳食补充剂"的规定。

保健食品的分类

保健食品的种类很多，依据传统定义，可分为功能保健类和营养素补充剂类保健食品。根据我国政府对保健食品的管理模式来分类，可分为备案类与注册类保健食品，该

分类为目前主要使用的分类法。备案类保健食品又分为保健声称的保健食品与一般健康声称的保健食品两类。前者主要以浓缩食品形式出现，如片剂、胶囊、口服液等，例如钙片（营养补充剂）、多种B族维生素片（营养补充剂）、天然鱼油胶囊（辅助降血脂功能）、西洋参含片（缓解体力疲劳功能）等。后者则以普通食品形式出现，但按规范进行一般的健康声称，例如营养快线、凉茶饮料等。审批类的保健食品需取得产品生产批件后才能生产，也分为两类，即特定功能食品和新功能食品，包括蛋白粉（增强免疫

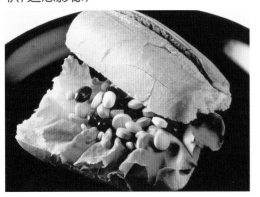

保健食品能帮助我们维持身体健康，可作为正常饮食外的补充。（图片提供/达志影像）

运动营养学

运动员为了调整体力、维持良好体适能，以提高运动成绩，更要求谨慎的营养规划与管理。运动员通常需要较多的热量与微量元素，并要注意补充水分与进食的时机，例如常进行2—4小时以上的网球比赛，空档时选手除了喝水，也会吃些香蕉以快速补充热量、维生素与钾，钾可以增加肌耐力。不同的运动，营养的需求也不同，例如拳击和摔跤，运动员为减少体内脂肪、增加肌肉比例而减重，采取营养充足但低热量的菜单，并配合充足的运动量，让肌肉更结实有力。另外，为了配合赛程，运动员从平时、竞赛到赛事结束，菜单不时要调整，例如马拉松、长距离游泳等需要耐力的运动，为了赛时能维持血糖、延缓疲劳的发生及提高耐力，前1周要先减少糖类食物并大量运动，前3天再吃中量蛋白与高糖类食物，让身体贮存肝糖。

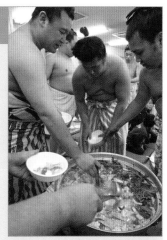

相扑是日本的运动竞技，选手需要大量的热量和营养素；练习完吃的大锅菜称为相扑锅，有许多蔬菜和肉类，食材丰盛、汤头微咸，搭配无限量米饭，供给选手充足的营养。（图片提供/达志影像）

力）、润肠茶（通便）、维生素E软胶囊（祛黄褐斑）等。

螺旋藻是一种蓝绿藻，16世纪的阿兹特克人就把它当做食材了，如今则成为补充营养的食品。图为可冲泡饮用的螺旋藻浓缩液。（图片提供/达志影像）

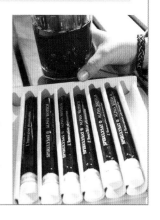

英语关键词

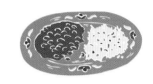

中文	英文		中文	英文

营养　nutrition

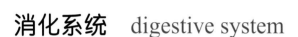

营养素　nutrient

营养师　dietitian

消化系统　digestive system

酶　enzyme

代谢　metabolism

膳食纤维　dietary fiber

食糜　chyme

内分泌　endocrine

下丘脑　hypothalamus

生物钟　circadian rhythm

热量　calorie

基础代谢率　BMR/basal metabolic rate

大卡　kcal

肥胖　obesity

糖类　carbohydrate

葡萄糖　glucose

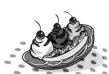
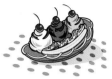
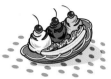

肝糖　glycogen

胰岛素　insulin

糖尿病　DM/diabetes mellitus

代糖，甜味料　sweetener

木糖醇　xylitol

脂质　lipid/fat

三油酸甘油酯　triglyceride

胆固醇　cholesterol

心血管疾病　CVD/cardiovascular disease

蛋白质　protein

氨基酸　amino acid

胶原蛋白　collagen

脂肪肝　fatty liver

骨质疏松　osteoporosis

维生素　vitamin

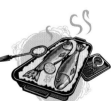
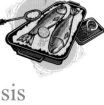

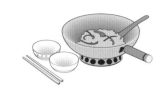

脂溶性维生素　fat-soluble vitamin

水溶性维生素　water-soluble vitamin

矿物质　mineral

钙　Ca/calcium

铁　Fe/iron

生命期营养　life span nutrition

青春期　puberty

免疫力　immunity

自由基　free radical

抗氧化剂　antioxidant

营养失调，营养不良　malnutrition

营养缺乏　under-nutrition

营养过剩　over-nutrition

垃圾食物　junk food

营养素密度　nutrient density

食物中毒　food poisoning

细菌　bacteria

保存期限　expiration date

过敏　allergy

气喘　asthma

癌症　cancer

肿瘤　tumor

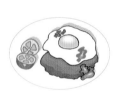

黄曲霉素　aflatoxin

治疗饮食　therapy diet

痛风　gout

嘌呤　purine

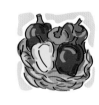

保健食品　health care product

健康食品　health food

有机食品　organic food

新视野学习单

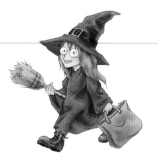

1 下列关于营养素的叙述，对的请画○，错的请画×。
（　）营养素是指食物中对人体有帮助的成分。
（　）有糖类、脂质、蛋白质、维生素和矿物质五大类。
（　）维生素和矿物质属于微量元素。
（　）每个人所需要的营养素都相同。
（答案在06—07页）

2 人体如何利用食物，请选出正确的叙述。（多选）
1.食物进入人体后被分解为小分子，吸收后合成为人体可利用的物质，称为代谢。
2.血液中代谢后的物质，全都成为尿液排出体外。
3.食物中不能代谢的成分如膳食纤维，会成为粪便排出。
4.营养素主要由十二指肠和空肠吸收，经血液输送全身。
（答案在08—09页）

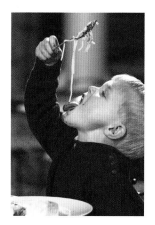

3 连连看，将下列六大类食物和它们的主要功能连接起来。
（可多对一）

五谷根茎类·
蔬菜类·
水果类·
豆蛋鱼肉类·
奶类·
油脂类·

·可帮助维持骨骼和牙齿的健康
·是热量的主要来源
·提供热量并帮助脂溶性维生素的
·是构成人体的主要物质来源
·富含调节人体机能的维生素和矿物质
（答案在10—11页）

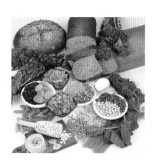

4 关于热量的说明，请将下列适当的字词填入。
高、低、热量、4、9
1.基础代谢率是一个人维持生命最低限度所需的基本_____。
2.基础代谢率较_____的人，较容易维持理想体重或减重。
3.随着年龄增长、肌肉量减少，基础代谢率会变_____。
4.1克脂质约产生_____大卡的热量：1克糖类或蛋白质约产生_____大卡的热量。
（答案在12—17页）

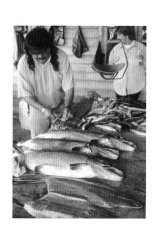

5 关于糖类、脂质和蛋白质三大营养素，哪些说明是正确的？（多选）
1.糖类摄取不足时，身体的蛋白质和脂质被分解作为热量来源，会引起疲劳。

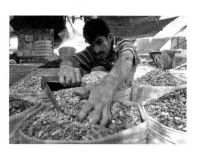

2.人体摄取的过多热量，会以蛋白质的形式储存在体内。

3.血液中的低密度脂蛋白浓度过高时，易造成动脉硬化。

4.蛋白质消化后先分解成氨基酸。

　　　　（答案在14—19页）

6 连连看，下列维生素是属于水溶性或脂溶性维生素。

维生素A·

维生素B族·　　　·水溶性维生素

维生素C·

维生素D·　　　·脂溶性维生素

维生素E·

　　　　（答案在20—21页）

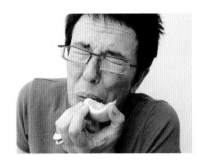

7 关于矿物质的功能，下列叙述对的请画○，错的请画×。

（　）缺乏钙时，易患骨质疏松、神经紧张。

（　）铁是红细胞中血红蛋白的主要成分。

（　）青春期女孩特别需要铁质。

（　）老年人消化能力减弱，因此要减少矿物质的摄取。

　　　　（答案在22—23页）

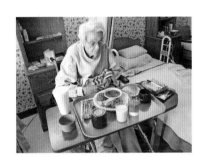

8 关于食物引起的疾病，请选出正确的说明。（多选）

1.营养失调是因为摄取的营养素过剩或不足。

2.食物中毒是指两人或两人以上吃相同食物、发生相似症状，并检验出相同致病原。

3.原本有益的食物，可能因储存、烹调的不当而成致癌物。

4.防癌饮食是多摄取各类蔬果，少吃高脂肪食物。

　　　　（答案在24—29页）

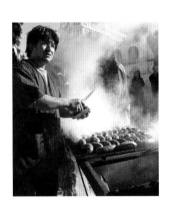

9 连连看，将下列疾病与相关的治疗饮食连接起来。

肠胃道疾病·　　·限制脂质的摄取

肾脏病·　　·无刺激性且纤维含量低的饮食

痛风·　　·低蛋白质的饮食

心血管疾病·　　·减少饮食中的嘌呤含量

　　　　（答案在30—31页）

10 关于保健食品的叙述，对的请画○，错的请画×。

（　）保健食品属于药品，有医疗效果。

（　）保健食品可调节机体功能，但不以治疗为目的。

（　）保健食品可作为正常饮食外的补充。

（　）营养快线、凉茶饮料是保健食品。

　　　　（答案在32—33页）

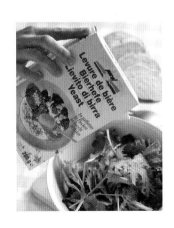

■□ 我想知道……

这里有30个有意思的问题，请你沿着格子前进，找出答案，你将会有意想不到的惊喜哦！

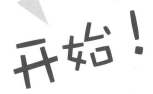

开始！

人体维持生命需要多少种营养素？ P.06

什么是膳食纤维？ P.09

必需营养素有什么必

人类发现的第一种维生素是什么？ P.20

水溶性和脂溶性维生素有什么不同？ P.20

人体内含量最丰富的矿物质是哪种？ P.21

太棒赢得金牌。

为什么不可以给婴儿吃过多蛋白质？ P.19

痛风患者为什么应少吃内脏？ P.30

素食者的鸡精是指什么？ P.32

网球选手为何在比赛中途吃香蕉？ P.33

为什么煮过的鸡蛋更容易消化？ P.18

哪些不良饮食习惯会增加罹患大肠癌的风险？ P.29

如何防止食物过敏？ P.27

颁发洲金

太厉害了，非洲金牌也是你的！

蛋白质protein在希腊文里是什么意思？ P.18

构成身体的最基本成分是什么？ P.18

吃深海鱼有什么好处？ P.17

主要的脂来源的哪个

养素为需?

P.10

加糖饮料的营养价值为什么不高?

P.10

为什么不要同时服用钙片和铁剂?

P.11

不错哦，你已前进5格。送你一块亚洲金牌！

为什么最好避免吃宵夜?

P.11

了，美洲

母乳较缺少哪种维生素?

P.21

哪种维生素可增加铁质的吸收率?

P.23

基础代谢率较高的器官有哪些?

P.12

太好了！
你是不是觉得：
Open a Book！
Open the World！

什么是自由基?

P.23

最常用的热量单位是什么?

P.13

大洋牌。

发芽的马铃薯为什么不能吃?

P.26

最常见的食物中毒致病原是什么?

P.26

脂肪组织由什么细胞组成?

P.13

植物油是植物部位?

P.16

人体储存能量的主要形式是什么?

P.16

获得欧洲金牌一枚，请继续加油！

糖类为何又称碳水化合物?

P.14

图书在版编目（CIP）数据

食品与营养：大字版 / 桑惠林撰文．—北京：中国盲文
出版社，2014.5
　（新视野学习百科；43）
　ISBN 978-7-5002-5083-8

　Ⅰ．①食… Ⅱ．①桑… Ⅲ．①食品营养—青少年读物
Ⅳ．① R151.3-49

　中国版本图书馆 CIP 数据核字 (2014) 第 085039 号

　原出版者：暢談國際文化事業股份有限公司
　著作权合同登记号 图字：01-2014-2122 号

食品与营养

撰　　　文：桑惠林
审　　　订：金惠民
责任编辑：高铭坚
出版发行：中国盲文出版社
社　　　址：北京市西城区太平街甲 6 号
邮政编码：100050
印　　　刷：北京盛通印刷股份有限公司
经　　　销：新华书店
开　　　本：889×1194　1/16
字　　　数：33 千字
印　　　张：2.5
版　　　次：2014 年 12 月第 1 版　2014 年 12 月第 1 次印刷
书　　　号：ISBN 978-7-5002-5083-8/ R · 747
定　　　价：16.00 元
销售热线：（010）83190288 83190292

绿色印刷　保护环境　爱护健康

亲爱的读者朋友：

　　本书已入选"北京市绿色印刷工程—优秀出版物绿色印刷示范项目"。它采用绿色印刷标准印制，在封底印有"绿色印刷产品"标志。

　　按照国家环境标准（HJ2503-2011）《环境标志产品技术要求 印刷 第一部分：平版印刷》，本书选用环保型纸张、油墨、胶水等原辅材料，生产过程注重节能减排，印刷产品符合人体健康要求。

　　选择绿色印刷图书，畅享环保健康阅读！

北京市绿色印刷工程